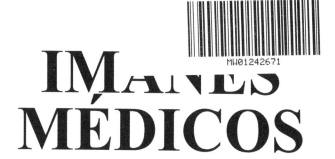

IMANES MÉDICOS

Cómo salvar vidas y millones de dólares en el cuidado de la salud

El por qué su seguro médico debería pagar por el Biomagnetismo Médico

MOSES DURAZO

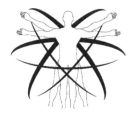

Durazo Publishing • Santa Ana

ISBN-10: 1517465567
ISBN-13: 978-1517465568

Santa Ana, CA USA
714-824-9998

Preguntas, Comentarios o Sugerencias
Email: DurazoPublishing@Gmail.com

Conozca al autor y sus terapias *alternativas* que previenen, mejoran y curan:

www.SaveMeMagnets.com

Acción es transformación.

Contents

Introducción

Una representante de seguros médicos se comu-
nicó a nuestro centro de terapia biomagnética
ubicado en Santa Ana, condado de Orange California. El motivo de su llamada fue porque un número
creciente de sus clientes habían estado preguntando
si los beneficios de seguros médicos que ellos ofrecen cubren nuestros servicios de Biomagnetismo
Médico (de ahora en adelante identificado como
Biomagnetismo).

Ella nos pidió información sobre los beneficios
de nuestro tratamiento y dijo que su compañía de
seguros estaba abierta a la posibilidad de incluir el
Biomagnetismo en sus planes del cuidado de salud
si fuese un tratamiento que ha demostrado ya dar
buenos resultados.

Desde el punto de vista para el cuidado de la
salud, no debemos pensarlo ni dos veces. El Biomagnetismo es un tratamiento seguro, poderoso,
práctico y preciso que ayuda a personas a prevenir,
mejorar y curar la enfermedad en un solo paso. Esta
terapia magnética comprueba que sí existe una solución natural que aborda problemas de salud graves
como el cáncer, artritis, diabetes y muchos más.

Desde un enfoque financiero, sería dramático
el ahorro para la industria de seguros médicos así
como también el gravamen impuesto a los ciudadanos de los Estados Unidos para financiar seguros

médicos por parte del gobierno, lo que equivale a millones, si no es que a miles de millones ahorrados anualmente. Por ejemplo, en cuatro terapias biomagnéticas, una de nuestros miembros del centro con cáncer de mama se curó. Cuando ella fue a la mastectomía programada, el cirujano la envió a casa, diciendo que no había nada que operar.

Como resultado, también se canceló la quimioterapia y radioterapia planeada. Esto equivale a un ahorro de $15,000-$55,000 USD (http: //health. costhelper.com/mastectomy.html, 2015) ¡sin incluir las citas subsecuentes o la reconstrucción de mama! ¿Puede usted imaginar los ahorros a nuestros seguros de salud con este tipo de ahorro si sólo se multiplicara por el 5% de sus clientes con cobertura médica?

Lo sorprendente de esto es que con tan sólo un pequeño gasto de su propio bolsillo, no sólo salvó su vida, sino que también le ahorró a la industria de seguros miles de dólares en gastos médicos a largo plazo. Lo justo hubiera sido que su compañía de seguros pagara por este servicio. Sin embargo, este fue un tratamiento no incluido en su plan de seguro médico, y que tuvo que pagar de su propio bolsillo, mientras se pregunta por qué ella continúa pagando sus primas.

Pensemos en esto por un minuto. Esto es algo realmente grande en relación a la ciencia y eliminar el sufrimiento humano, pero el enfoque aquí es el ahorro económico con este tipo de terapia. El gasto personal fue menos de $1,000. Compare esta inversión de atención médica con el tratamiento alopático planificado (convencional), y los costos podrían haber llegado hasta un promedio de $300,000; esto sin mencionar el dolor y el sufrimiento que conllevan estos procedimientos invasivos.

Creemos que el acceso al Biomagnetismo debería ser un derecho básico, teniendo en cuenta que ahora en los EE.UU. es obligatorio tener seguro médico. ¿Apoco no tiene más sentido buscar primero este tratamiento seguro y económicamente accesible, en lugar de comenzar con farmacéuticos costosos, invasivos y potencialmente mortales o irreversibles y/o métodos quirúrgicos? Si una persona no muestra ninguna mejoría con el Biomagnetismo, de cualquier manera todavía puede tener un segundo tratamiento alopático. Teniendo en cuenta el tiempo que se tarda en conseguir una cita con un especialista en medicina convencional, no va a ser en vano intentar el Biomagnetismo primero. Sin embargo, si el Biomagnetismo es exitoso, el ahorro económico y la ausencia del dolor son astronómicos.

Está de más mencionar que la llamada telefónica de la representante de seguros es muy significante, considerando que a menudo recibimos llamadas preguntándonos si nuestro centro de curación acepta seguros médicos. Lamentablemente, por el momento, porque el Biomagnetismo es considerado tan nuevo, no existe un plan de seguro específico que lo cubra.

Pero, ¿cómo llegará a cubrirse si la gente no sabe que existe? Además, ¿cómo llegará esta terapia efectiva a las masas si los que ya saben acerca de ella no están exigiendo que su compañía de seguros pague por ello?

Todos y cada uno de nosotros debemos tener una comprensión básica del por qué esta nueva ley de salud llegó a existir en primer lugar. La realidad es que hubo una muy profunda crisis relacionada a la accesibilidad económica a la atención médica.

Ahora que el acceso a la salud es un mandato legal, la otra parte del problema no cambia – el sistema médico alópata es peligroso. Las estadísticas no mienten; ¡nuestro actual sistema médico es la tercera causa de muerte en los EE.UU.!

A lo largo de este libro, vamos a señalar algunos de los problemas obvios del sistema de salud, pero lo más importante, es que la intención de este escrito aclare de una manera segura que el sistema médico natural puede ayudar a todos a ahorrar millones en costos de atención médica. Al mismo tiempo se ofrece una poderosa solución de bienestar que la medicina y la cirugía no pueden ni siquiera comenzar a tratar.

La Necesidad de una Reforma de Salud

En marzo del 2010, la Ley de Protección al Paciente y Cuidado de Salud Asequible (PPACA, por sus siglas en inglés, identificada aquí como ObamaCare) se convirtió en ley. La intención de esta ley es darle a millones de estadounidenses sin seguro médico una mejor atención médica de calidad y el acceso asequible a la misma. Por ejemplo, antes de esta ley, las compañías de seguros negaban la cobertura a personas con enfermedades preexistentes; sin embargo, las nuevas disposiciones protegen a los consumidores contra esa práctica.

Existen muchos hechos sorprendentes con respecto al cuidado de la salud que podemos considerar. Por ejemplo, el hecho de que los Estados Unidos gasta más en programas de salud que Japón, Alemania, Francia, China, Inglaterra, Italia, Canadá, Brasil, España y Australia combinados; o que si el sistema de salud de los EE.UU. fuera un país, sería la sexta economía más grande del mundo.

Si estamos de acuerdo o no con el programa de ObamaCare, los hechos demuestran que algún tipo de reforma se necesita con urgencia. Los siguientes hechos ponen en perspectiva inmediata la verdadera situación en torno al cuidado de salud de los Estados Unidos:

1. En el 2013, el sistema de salud estadounidense costó alrededor de 2.8 billones de dólares. Este costo está creciendo cada año y se anticipa que esa cifra puede aumentar a 4.5 billones de dólares en el 2019.

2. De acuerdo con un informe de Healthcare for America Now (Salud para América Ahora), las cinco más grandes compañías de seguros de salud con fines de lucro de los EE.UU. terminaron en el 2009 con un beneficio combinado de $12.2 mil millones.

3. En la década de los 60, un promedio de 147 dólares se gastaba por persona en atención sanitaria. En el 2009, ese número aumentó a 8,086 dólares.

4. Un estudio realizado en el 2007 por la revista American Journal of Medicine encontró que el 62% de todas las bancarrotas personales estaban relacionadas con las facturas médicas.

5. El promedio de una familia de 4 gasta $20,728 por año en asistencia médica.

6. Los ejecutivos en los hospitales hacen millones de dólares en ganancias, estimando que éstos cobran demás a los ciudadanos americanos por cerca de $10 mil millones cada año.

7. ObamaCare dejó espacio libre a las compañías de seguros para aumentar las primas para cubrir los costos de la cobertura de condiciones preexistentes. Se pronostica que las primas seguirán aumentando; esto ya sucedía antes de ObamaCare.

8. En el 2013, Blue Shield de California anunció que quería aumentar las primas de seguro de salud hasta en un 20% para combatir el aumento de los costos médicos.

9. Casi la mitad de todos los estadounidenses consumen farmacéuticos recetados – en el 2013 más de 280 mil millones de dólares se gastó en medicamentos recetados.

10. De acuerdo con el CDC (por sus siglas en inglés, Centro de Control de Enfermedad), tres cuartas partes de un millón de personas al año llegaron a las salas de emergencia en los EE.UU. debido a reacciones adversas a los fármacos.

11. Usted tiene 64 veces más probabilidades de morir en manos de un médico que por un arma de fuego.

Un sistema de atención médica peligroso

A pesar de los nuevos beneficios legales, derechos y protecciones para los consumidores, y además que las encuestas muestran que bajo ObamaCare el índice de personas sin seguro médico ha sido el más bajo desde el 2008, la crisis de atención médica continúa más allá de los problemas de accesibilidad económica. ObamaCare no arruinó el sistema, pero tampoco lo salvó.

Si casi la mitad de todos los estadounidenses utilizan medicamentos con receta, y aproximadamente 750,000 de ellos llegan a las salas de emergencia

cada año debido a las reacciones adversas a los medicamentos, y encima de esto estamos expuestos 64
veces más a la probabilidad de morir por negligencia
médica que por una arma de fuego... ¿es todo esto
motivo para celebrar? ¿¡En serio!?

No olvidemos que vivimos y operamos dentro
de un sistema de salud/médico con fines de lucro.
Alguien dentro del sistema médico me dijo una vez
que, *"Si nos fijamos, encontraremos."* Lo que significa que en un momento dado en la vida de uno,
podemos presentar problemas de salud que, sin
ningún tipo de tratamiento, el cuerpo va a resolver
por sí solo. Tales como un resfriado, un esguince de
tobillo, un dolor de cabeza común...estas cuestiones
están sobre tratadas y están acabando con nuestros
servicios de atención médica.

Debido a que se le paga más a un médico por una
resonancia magnética que por salvarle la vida a un
paciente cuando se apresuran a la sala de emergencia con un ataque al corazón...el sistema se inclina
más a sobre examinar, sobre medicar y tratar a las
personas como si su condición fuera igual con todas
ellas, y a pasar por una lista de cosas por hacer y
por las cuales cobrar. Nuestra cultura ha sido una
de *"el médico siempre tiene la razón,"* pero cuando
el médico pasa un promedio de 7 minutos con un
paciente, ¿cómo puede el médico realmente saber el
problema? No pueden.

A los médicos, al igual que los pacientes, no les

gusta este sistema, sin embargo, tienen que trabajar y tienen que cobrar por ese trabajo con el fin de
pagar los gastos paralizantes de la escuela de medicina. También hay otro tema que se centra en torno
al idioma y la educación. Aquellos con educación
elevada y que hablan muy bien el inglés tienen más
probabilidades de cuestionar las razones cuando un
médico ordena una prueba costosa, y por lo tanto
son más propensos a rechazar la recomendación
de un médico si no encaja en su filosofía de salud.
Otros tienen más probabilidades de no entender y
aceptan tales recomendaciones. Imagínese si un
médico hubiera tenido más tiempo para entrevistar
a aquel paciente que entró en la sala de emergencia
en Texas con síntomas del virus ébola...que hubiera
tenido más tiempo para preguntar acerca del historial de los viajes, más tiempo para realmente entrar en
profundidad sobre lo que el paciente pudiera haber
pensado acerca del origen de su propia enfermedad.

Así que dándonos cuenta de que nuestras compañías de seguros operan con fines de lucro, es fundamental entender el sistema en el cual nos encon-
tramos cuando buscamos atención médica. Esto es
importante porque el actual sistema médico alópata
está realmente preparado sólo para emitir exámenes
médicos y prescripción de medicamentos y cirugías,
lo cual puede ser invasivo y dañino y pasar por alto
problemas relevantes mientras que se tratan excesi-
vamente a algunos pacientes que sólo necesitan un
día de descanso y consumir algunos líquidos calien-

tes.

Bajo la nueva ley, la forma en que el sistema médico está supuestamente mejorado es mediante la adición de visitas de prevención y bienestar. Desde la perspectiva de la medicina alopática, ¿qué significa esto? ¿Exámenes más frecuentes y periódicas? ¿Más de lo mismo? Esto me parece preocupante.

De hecho, si el sistema médico quiere ofrecer cuidado preventivo entonces el acceso a profesionales de medicina alternativa/integral debería de permitirse equitativamente. Este libro es específicamente en apoyo al Biomagnetismo Médico, pero la verdad es que en general esto, junto con el uso de otros tratamientos naturales, nos permitirá vivir bien, con salud óptima y sin una gota de fármacos caros y otros tratamientos invasivos como la cirugía, quimio-, radio- u hormono-terapias.

Esto no quiere decir que no hay un tiempo y lugar para este tipo de tratamientos médicos alopáticos; sin embargo, la ciencia está demostrando que en muchos casos, estos tipos de tratamiento se pueden evitar usando como primera opción medicinas naturales.

El hecho es que la reforma ObamaCare es sólo un peldaño en el camino. Mejorar el sistema es una cuestión de ejercer nuestra participación y exigir una atención medica segura y eficaz, en lugar de continuar convirtiéndonos en una nación de consumidores de medicamentos farmacéuticos a largo plazo.

Lo maravilloso de este tipo de sistema en donde todos ganan, es que también será menos costoso para nuestras compañías de seguros. La única objeción posible a esta asistencia médica más incorporada sería por parte de los ejecutivos de las compañías farmacéuticas y de los accionistas. Aun incluso estas personas estarían mejor a largo plazo cuando nuestra sociedad finalmente genere un sistema de salud integral, asequible y eficaz.

En las siguientes páginas usted leerá acerca del Biomagnetismo Médico. Mantenga una mente abierta, busque y obtenga los resultados que necesita para su salud. Cuando usted encuentre el Biomagnetismo, envíe sus recibos a su compañía de seguros y exija el reembolso, igualmente insístales que incluyan este tratamiento en sus planes de beneficios médicos que ofrecen a todos sus clientes. Recuérdeles cuánto dinero ahorrarían si usted se mantiene saludable en lugar de tener que ser hospitalizado por algún tipo de cirugía.

Es responsabilidad de todos y cada uno de nosotros ayudar a difundir hechos que beneficiarán a todos. Además la reforma de salud pasaría más rápido si todos participáramos. No tendría mucho sentido leer este libro, dejarlo a un lado y no hacer nada con esta información. Si usted nunca ha experimentado el Biomagnetismo y está interesado en llevarlo a cabo, exíjale a su aseguradora que pague por ello. Envíe una copia de este libro a su com-

pañía de seguros y cualquier otra persona que está
involucrada en el pago de las primas (como su Departamento de Recursos Humanos en su trabajo) y
deje que ellos pongan este método a prueba.

Casos Exitosos Usando el Biomagnetismo

1. Diabetes, inflamación, vista y comportamiento agresivo

Un hombre de 50 años con un diagnóstico de diabetes se presentó con carencia de visión, sintiéndose inflamado y molesto con todo el mundo todo el tiempo. En 30 días, (después de solamente cuatro sesiones) reportó que se sentía mucho mejor.

Su familia inmediatamente notó que había regresado a su estado de ánimo normal. En ese período su oftalmólogo observó un 5% de mejoría en su vista, lo cual es "inusual bajo esas circunstancias," comentó el médico.

2. Mezquinos en el labio y dedos

Una niña de 13 años de edad tenía mezquinos grandes en los diez dedos de la mano y su labio superior. El clásico médico alópata se los había tratado previamente congelándolos con líquido de nitrógeno. La mamá reportó que después del tratamiento le habían salido de nuevo y más grandes.

Una semana después de su primera sesión de biomagnetismo notaron que no estaban tan "jugosos" (fueron sus palabras). Para la segunda semana, estaban aún más pequeños y en 30 días, todos los mezquinos se secaron y desaparecieron.

3. Infertilidad y embarazo

Una mujer quien no había tenido su período menstrual en 7 años vino sólo una vez a mi oficina a hacerse un tratamiento. Ella tuvo su período en ese mes y pocos meses después quedó embarazada y finalmente tuvo un bebé sano.

4. Quiste ovárico y alto riesgo de aborto

Una mujer con tres meses de embarazo empezó a sangrar debido a un quiste en el ovario. Su médico de cabecera le indicó reposo permanente en cama porque presentaba un alto riesgo de aborto. Después del tratamiento de Biomagnetismo el sangrado paró en horas. Finalmente el quiste desapareció. Para el día en el que el bebé nació no había secuela alguna.

5. Dolor de espalda y pérdida de peso

Un hombre que sufría de dolor de espalda por más de 22 años buscó soluciones por todos lados. Después de 4 sesiones de biomagnetismo, el dolor desapareció completamente. Durante esta transformación también perdió mucho peso.

6. Evitando cirugía de páncreas

Una mujer presentaba episodios de vómito severo y tenía programada una cirugía de páncreas. Después de su segunda sesión en nuestra oficina, reportó sentirse mucho mejor y el vómito paró. Cuando regresó a consulta con su médico de cabecera para hacerse más estudios, le dijeron que estaba bien y que la cirugía era innecesaria.

7. Cura de cáncer de mama

Una mujer con un diagnóstico de cáncer de mama se dio cuenta que no tenía nada que perder en probar el Biomagnetismo. Su especialista la programó para una mastectomía y quimioterapia. El día de su cita para la cirugía, el cirujano se percató que ¡no había nada que operar! Inmediatamente la dieron de alta del hospital.

8. Reducción de dolor de artritis

Un hombre que había estado viviendo por años con artritis presentó un 80% de reducción en el dolor después de un sólo tratamiento de Biomagnetismo durante un período de solamente 30 días. Se inspiró tanto con esta mejoría que decidió no tomar más el medicamento. Como resultado de esta acción, su digestión también mejoró.

9. Cáncer terminal de huesos

La familia de un hombre diagnosticado con cáncer terminal de huesos se encontraba en un dilema, si intentaba o no la terapia de Biomagnetismo, debido a que no había cura alguna para la fase en la que se encontraba su cáncer. El hombre finalmente falleció por esta enfermedad; sin embargo, su calidad de vida mejoró significativamente.

Durante sus días finales sintió menos dolor, presentó una actitud más optimista aceptando su situación y se le veía con más fuerza para cuidarse a sí mismo – caminando, comiendo y conversando. Un cambio placentero para él y su familia, porque antes de su tratamiento de Biomagnetismo se aislaba en un cuarto.

10. Reducción de medicamento para la presión arterial

Después del Biomagnetismo, una mujer se percató de algunos cambios menores en su organismo. Regresó para dejarnos saber que por primera vez después de una década su presión arterial era normal por lo cual el médico le redujo la dosis de medicamento y finalmente se la descontinuaron. Por una diferencia tan pequeña que percibió, los resultados para ella a largo plazo fueron grandes.

11. Diálisis y lesiones en la piel

Un señor en diálisis por cerca de una década e incapaz de orinar por si mismo buscó ayuda con nosotros. Después de dos meses de tratamiento biomagnético, él quedó completamente sorprendido que ahora puede valerse por sí mismo.

Además de este problema de salud, cuando el buscó tratamiento con nosotros, tenía lesiones en sus brazos y nariz que la dermatología no había podido ayudarle. Eso también ha mejorado bastante; las lesiones en su cara desaparecieron por completo. En sus brazos, todavía tiene algunas lesiones mucho más pequeñas.

***

Esperamos que las historias de éxito arriba mencionadas lo inspiren a actuar. Aunque no sucedan el 100% las curaciones, la experiencia nos demuestra que mejorar la calidad de vida del paciente es posible. Aún en casos terminales se han visto resultados de calidad de vida y creemos que a pesar de la muerte, esto es curación.

¿Qué es el Biomagnetismo?

El Biomagnetismo es un descubrimiento que, sin duda, está ayudando a miles de personas a nivel mundial a vivir vidas más sanas y más enriquecidas. Estamos hablando de un tipo de tratamiento que tiene el potencial de prevenir, mejorar y con frecuencia curar la enfermedad. Esta es una solución que sin duda apoya a los pacientes cuando el enfoque farmacéutico ha fallado.

Desde una perspectiva económica, se trata de una necesidad de atención médica que puede ayudar a los agentes de seguros privados y gubernamentales a salvar millones, si no es que billones de dólares durante los próximos años en gastos de salud. Sin duda, los beneficios sociales y económicos son grandes.

Como un principio básico y sin miedo o contradicción alguna, es de sabios considerar hacer lo que sea necesario para ayudar a las personas a sentirse mejor, y es con este pensamiento en mente que les hago una pregunta muy importante y les ofrezco la respuesta a la misma. La pregunta es:

¿Debería el Biomagnetismo ser cubierto por los planes de seguro de salud que ofrecen el gobierno y las empresas privadas?

La respuesta inequívoca a esta pregunta es un rotundo ¡sí! Sí, debido a muchas razones importantes que se describirán en breve. Sin embargo, antes de seguir adelante, vamos a explicar brevemente en qué consiste esta terapia.

El Biomagnetismo es un gran avance científico descubierto en 1988 por el médico Dr. Isaac Goiz Durán. También es conocido como la terapia del Par Biomagnético o el Biomagnetismo Goizeano, en honor a su descubridor.

El Biomagnetismo se define como un sistema terapéutico que estudia, detecta, clasifica, mide y corrige desequilibrios fundamentales del potencial de hidrógeno (pH) de organismos vivos derivados de microorganismos infecciosos, disfunciones, toxinas, emociones y más.

El Biomagnetismo diagnostica y trata las enfermedades basadas en el hecho de que el cuerpo humano funciona como un sistema magnético, con cargas positivas y negativas. Esta es una nueva teoría de la medicina y filosofía basada en la búsqueda de la patología humana desde un punto de vista energético que toma en cuenta a la persona integralmente, incluyendo el bienestar emocional.

El Biomagnetismo utiliza imanes estáticos (permanentes) naturales de baja intensidad para detectar y borrar distorsiones del pH de los órganos internos del cuerpo. Estas distorsiones son causadas por la presencia de virus, hongos, bacterias y parásitos entre otros factores.

La aplicación de dos imanes con polaridad opuesta en puntos específicos del cuerpo extermina estos microorganismos infecciosos en cuestión de minutos y ayuda al cuerpo a volver al equilibrio bioquímico. Este proceso permite que los mecanismos de control homeostático del cuerpo funcionen a su capacidad óptima. Es muy eficaz y funciona muy rápido sin complicaciones o efectos dañinos secundarios.

Esta terapia magnética es una solución natural que ayuda a superar muchos obstáculos de salud y nos ayuda a vivir dentro de una calidad de vida óptima. Cuando nuestro cuerpo está en equilibrio, estaremos tan saludable como sea lo más humanamente posible dadas las circunstancias; es decir, el grado de daño causado por el medio ambiente y/o factores de edad; siempre pensando en y teniendo en cuenta el estilo de vida situacionales y personales. Esta solución terapéutica natural puede ayudar a prevenir, mejorar en gran medida e incluso curar muchas enfermedades.

Tenga en cuenta que esto no es sólo para las personas que están enfermas, sino también para las personas sanas que entienden que el objetivo del Biomagnetismo es el equilibrio en general y así nos ayuda a vivir vidas más enriquecidas y felices mediante la prevención de enfermedades. La atención convencional sólo se involucra después de que ya estamos enfermos, por lo que esta forma natural de cuidarse a sí mismo puede mejorar y prevenir la enfermedad.

¿Quién no quisiera mantenerse saludable toda su vida? Este es un punto importante, ya que constantemente escuchamos que debemos comer una dieta equilibrada y hacer ejercicio para mantenernos saludables, y aunque esto sea cierto, también es cierto que las personas sanas atléticas se enferman y son diagnosticadas con el cáncer y otras enfermedades degenerativas cada día. Es irónico pero cierto. Así que algo más debe haber estado ausente en su rutina del cuidado de la salud.

Para aquellas personas que han sido diagnosticadas con una condición debilitante, o para otros que eventualmente serán diagnosticados con algo aterrador y doloroso como el cáncer, artritis, diabetes, insuficiencia cardíaca, lupus, esclerosis múltiple, VIH/SIDA u otras cosas terribles, hay esperanza que puedan superar estos y otros problemas de salud simplemente con tan sólo tratar el Biomagnetismo.

Probablemente esté pensando que esto suena imposible o demasiado bueno para ser cierto, o incluso como charlatanería médica, y eso está bien porque es común pensar de esta manera. De hecho, cuando yo me enteré del Biomagnetismo, pensé lo mismo. Igual que yo, usted podría preguntarse, "¿Si todo esto es cierto, por qué más personas no saben sobre esto y lo utilizan?"

La respuesta es simple.

Más gente no sabe de ello porque, junto con otros remedios naturales, han sido barridos bajo la alfombra por las autoridades médicas, aseguradoras de salud y otros interesados en temas de salud. Lo que ellos no se dieron cuenta es que mientras ellos pensaban que estaban ayudando a los hospitales convencionales y a su propia estructura, de hecho estaban optando por canalizar a las personas hacia tratamientos que finalmente cuestan más, son más agresivos en nuestros cuerpos y tienen resultados cuestionables. Fue una decisión de negocios a corto plazo que resultó tener consecuencias devastadoras a largo plazo.

¿Apoya la ciencia el Biomagnetismo?

La medicina en todas sus formas es ciencia, y el Biomagnetismo no es diferente. ¿El Biomagnetismo ha sido científicamente probado y comprobado? La respuesta es ¡sí!

Usted debe estar consciente de que este método ha sido sometido a pruebas científicas, y los resultados demuestran que la colocación estratégica de los imanes en el cuerpo de una persona puede producir una transformación curativa de gran alcance. Este conocimiento es fundamental para que el cambio en la cobertura de seguros tenga lugar.

Para que las compañías de seguros satisfagan los requisitos legales, esta información debe ser compartida y el mito de que este tratamiento es todo un pensamiento subjetivo e imaginario debe eliminarse de una vez por todas. Hay hechos concretos que muestran la correlación entre el Biomagnetismo y la mejoría de salud comprobable en los pacientes; sin mencionar los enormes ahorros en los costos para el tratamiento de cada enfermedad.

En el 2009 el médico que descubrió el Biomagnetismo, Dr. Isaac Goiz Durán, puso a prueba su método y con mucho éxito conjuntamente con el Dr. Raymond Hilu de España.

Más de doscientos pacientes de muy diversas patologías y en presencia de otros médicos de diferentes países, se trataron con el Biomagnetismo. (Goiz Durán y Hilu, 2009) Durante este estudio, los pacientes recibieron sólo un tratamiento biomagnético.

Los descubrimientos científicos inspiran confianza en que el futuro de la medicina está aquí.

Los pacientes comenzaron al traer sus documentos médicos confirmando sus diagnósticos. Todos estos fueron diagnósticos de médicos alopáticos convencionales. Además, se tomaron y analizaron muestras de sangre antes y después de las sesiones biomagnéticas. Las muestras de sangre verificaban su propio historial, que los pacientes estaban muy enfermos con condiciones tales como: mala circulación, presencia de microorganismos, sangre sucia con el comportamiento inmunológico anormal, toxinas y así sucesivamente.

Después de la terapia biomagnética, las nuevas muestras de sangre verificaron la eficacia del tratamiento. Una vez más, esto fue después de un solo tratamiento. ¡Los resultados fueron sorprendentes!

Inmediatamente después de la sesión biomagnética, en lugar de que las células sanguíneas estuvieran agrupadas, las células se separaron y se movían libremente indicando más oxígeno y circulación. Además, no se encontraron rastros de bacterias u hongos. Todo parecía haber mejorado dramáticamente a excepción de la acumulación de toxinas. Las toxinas aparecieron más pequeñas, pero todavía visibles. El Dr. Goiz argumenta que con el paso de unos pocos días, un hígado que funcione bien procesaría y eliminaría las toxinas ahora más pequeñas.

El Dr. Hilu reconoce que conseguir estos resultados en un estimado de 20 minutos de la sesión biomagnética es muy alentador. Después de todo, los resultados mostraron que este tratamiento breve eliminó bacterias, hongos, parásitos y virus, además de mejorar la circulación a tal grado medible que era estadísticamente significativo.

En comparación, la mayoría de las pruebas convencionales hubieran mostrado un cambio casi imposible de medir después de un tratamiento alopático (convencional). De hecho, el uso de un enfoque médico alópata habría requerido la administración de seis medicamentos diferentes a lo largo de varios meses para obtener los mismos beneficios. Sin embargo, hay que añadir que el uso de medicamentos puede tener efectos negativos secundarios a largo o a corto plazo, y el Biomagnetismo no.

En otras palabras, una sesión biomagnética de 20 minutos produce un cambio poderoso de tal manera que uno pensaría que fuera sangre de otra persona. En muchos de estos casos, las células blancas de la sangre estaban agrupadas antes del Biomagnetismo y después muy activas. (Los glóbulos blancos son potencias centrales de nuestro sistema inmunológico.)

La base de la teoría del Dr. Goiz es que los imanes

borran los desequilibrios del potencial de hidrógeno (pH); en otras palabras, equilibra el pH del cuerpo. Durante este estudio, fueron capaces de ver el nivel del pH de la sangre de cada paciente. Después del tratamiento biomagnético, cualquier acidosis desapareció por completo, y la sangre sin excepción, comenzó a inclinarse hacia un estado de alcalinidad en todos los casos.

Según el doctor Hilu, este estudio sí arrojó un problema.

En muchos casos, el diagnóstico del Dr. Goiz era frecuentemente diferente a lo que decía la documentación médica del paciente. Por ejemplo, suponiendo un paciente con un diagnóstico alopático clínico de un tumor maligno (cáncer) debajo de las costillas pudo haber sido diagnosticado por el Dr. Goiz como un absceso debajo de las costillas y no cáncer.

El Dr. Hilu dijo que no le preocupaba o molestaba esta diferenciación en las conclusiones de los diagnósticos debido a que el objetivo principal es mejorar y curar a los pacientes. Al final, es más importante tener beneficios reales que saber específicamente cuál es el problema.

Como se puede ver, los aspectos positivos son muy superiores a las discrepancias en los diagnósticos.

Si esto no inspira confianza, entonces tal vez teniendo el conocimiento de que existe un número creciente de universidades a nivel mundial que actualmente están enseñando este tratamiento apoya aún más la credibilidad a este tipo de tratamiento.

¿Qué puede Curar el Biomagnetismo?

Ahora que entendemos que el Biomagnetismo está ayudando a la gente y que hay evidencia científica que apoye esto, usted podría estar pensando en sus propios problemas de salud o de la de sus amigos y familiares, y se pregunte si esto puede ayudarles a ellos también. La respuesta es un rotundo ¡sí! Siempre y cuando una persona tenga pulso, este tratamiento es para todos independientemente de su edad, sexo o condición (también para personas saludables sin condición que buscan la prevención).

Si una persona no nació con una determinada enfermedad (congénita), y el problema no es el resultado de una intoxicación o trauma físico (accidentes), entonces el Biomagnetismo puede traer equilibrio bioquímico en el cuerpo por lo que ayuda a curar todas las condiciones. Cuando nuestro cuerpo está en equilibrio bioquímico, funciona a su capacidad óptima y no habrá espacio para la enfermedad.

En la búsqueda de una cura, es importante tener en cuenta también el tiempo que una persona ha vivido con la enfermedad y cuánto daño se ha producido en los tejidos. A veces el daño causado ha sobrepasado la capacidad de curar. Por ejemplo, si alguien ha perdido la vista, lo más probable es que esa persona no pueda volver a ver. Sin embargo, no debemos engañarnos a nosotros mismos pensando que no hay beneficio si utiliza el Biomagnetismo en estas circunstancias.

Debemos tener en cuenta que los factores ocultos del pH desequilibrado que llevaron a este proceso de enfermedad pueden seguir activos en el cuerpo, y por lo tanto el Biomagnetismo puede ayudar a aumentar la calidad de vida y posiblemente frenar el proceso degenerativo independientemente del diagnóstico.

Muchos quieren saber si el Biomagnetismo puede ayudar a su diagnóstico específico como el cáncer, lupus, artritis o presión arterial alta sólo por nombrar algunos. De nuevo, la respuesta siempre será sí, ya que el objetivo del Biomagnetismo es crear el equilibrio bioquímico adecuado para que una persona sane a su capacidad óptima. Siempre debemos tomar en cuenta que el estilo de vida de una persona influye en la curación.

Para cualquier persona en el mundo que tenga pulso, el Biomagnetismo puede mejorar su calidad de vida independientemente de la etapa de la enfermedad en que se encuentre. Continuamente vemos que la gente en la etapa final de la vida pasa por un proceso de curación. Los familiares de los fallecidos a menudo dicen que hubo menos agonía, más paz y aceptación de la situación y esto, en nuestra opinión, lleva a historias con éxito a pesar de la muerte.

Para entender lo que el Biomagnetismo puede

curar, debemos entender lo que es la enfermedad. La enfermedad es el resultado de desequilibrios bioquímicos; llamamos a esos desequilibrios distorsiones del potencial de hidrógeno (pH).

¿Puede el Biomagnetismo curar el cáncer?

El cáncer y cualquier otra enfermedad con la que usted no nació no son diferentes en el sentido de que la razón de la enfermedad es un desequilibrio del pH. Esto no quiere decir que el cáncer no es real, sino que hay otro aspecto del cáncer que las autoridades actuales de salud han estado pasando por alto.

El Dr. Goiz enseña que los cánceres son el resultado de infecciones: tres bacterias y un virus que damos a conocer en este escrito. Estas infecciones causan distorsiones del pH en nuestros cuerpos y la forma en que nos deshacemos de las infecciones es mediante la colocación de imanes en el cuerpo para restablecer el equilibrio del pH y por lo tanto los microorganismos mueren por lo que ya no se reproducen. (Goiz Durán, 2008) Esto aclara la infección y los síntomas.

Cuando un cuerpo está en equilibrio bioquímico, la enfermedad no puede existir. Ya que los imanes están ayudando a restaurar el equilibrio, entonces es posible que una persona se pueda curar de cáncer y muchas otras enfermedades utilizando este método.

También, como se ha indicado anteriormente, hay otros factores que influyen en los índices de éxito. Por ejemplo, la cantidad de tiempo en un estado de enfermedad, y si se realizó quimioterapia, radioterapia, terapia hormonal y/o cirugía. Además de esto, los factores de estilo de vida, como la nutrición y el bienestar emocional también juegan un papel muy importante.

He trabajado con personas que se curaron y personas que han fallecido a consecuencia de un cáncer. Ciertamente el Biomagnetismo no significa que usted nunca va a morir, y aquellos que inician este tratamiento en una etapa tardía en el desarrollo de su enfermedad tal vez encuentren la influencia positiva de los imanes menos poderosa - pero aún así tuvieron efectos positivos.

El Biomagnetismo y la Prevención

Una onza de prevención vale una libra de curación. - Benjamin Franklin.

La información hasta ahora se ha centrado en ayudar a las personas con una enfermedad evidente, pero ¿qué pasa con las personas que son saludables o, por lo menos, creen y sienten que son saludables?

De hecho, la mayoría de las personas que están enfermas ahora, una vez fueron felices y sanos. Por lo tanto, tiene sentido tener acceso a servicios médicos que ayudan en la prevención, porque si lo pensamos bien, ¿qué pasó con la salud de estas personas a pesar de una supuesta atención médica y exámenes médicos preventivos anuales que de repente se encuentran con deterioro anormal y ahora dependen de medicamentos a largo plazo?

El hecho es que, en general, la mayoría de los problemas de salud comienzan mucho antes de que aparezcan los síntomas. Por lo tanto, tiene sentido comprender los factores multidimensionales que nos causan problemas de salud y protegernos de ellos, sobre todo si tenemos un control completo sobre ellos, tales como las cuestiones directamente relacionadas con la nutrición y el estrés innecesario.

Sin embargo, hay factores que van más allá del estilo de vida y que tienen todo que ver con la exposición continua a microorganismos causantes de enfermedades que son imposibles de evitar. Por ejemplo, los gérmenes están en todas partes y estamos en contacto con ellos todo el tiempo. Están en el aire que respiramos, los objetos que tocamos, los alimentos que comemos, se transmiten por piquetes de insectos o mordeduras de animales, fluidos corporales, la suciedad y así sucesivamente.

A pesar de que el sistema médico ha lanzado una guerra completa contra los microorganismos, el tiempo ha demostrado que es imposible erradicar los microorganismos infecciosos. De hecho, estos microorganismos parecen ser más listos que el químico farmacéutico al evolucionarse en infecciones resistentes a los antibióticos. Todo esto no es ningún secreto. La Organización Mundial de la Salud (OMS) está muy consciente del fracaso de la medicina. De hecho, si los medicamentos y vacunas realmente trabajaran, su eficacia no sería interrogada. Sin embargo, cada fármaco creado para luchar contra un microorganismo se vuelve obsoleto con el tiempo.

Si tomamos una mirada honesta al sistema médico alópata, con seguridad podemos concluir que su función principal no es la atención preventiva, sino más bien la atención a la enfermedad. A pesar de ir a los exámenes médicos anuales, muchas personas están viviendo el día a día sin saber qué o si algo está mal con ellos, al igual que tienen infecciones, disfunciones, bloqueos emocionales, desequilibrios hormonales y más que eso, su salud se está deteriorando sutilmente. Piense en todas las personas que van a un médico quejándose de dolor o fatiga y los exámenes médicos no revelan nada que estuviera fuera de lo común, y por lo tanto los médicos no abordan la preocupación de su paciente.

Contrario a las creencias de muchos, no podemos confiar en los análisis de sangre para revelar la mayoría de los problemas de salud; es por eso que hay otras máquinas de diagnóstico. Pero piense en ello... una máquina no muestra el problema hasta que, por ejemplo, el tumor ha crecido a un tamaño determinado o haya tenido lugar una descalcificación significativa de los huesos. Sabemos que estos ejemplos familiares no son como un resfriado común, sino más bien problemas degenerativos que lentamente se han ido produciendo a través de los años.

El hecho es que el sistema médico alópata, tal y como funciona actualmente, no tiene todas las soluciones. Si el campo de la medicina alopática realmente fuera omnisapiente y omnipotente, entonces las estadísticas revelarían una conclusión mucho más brillante para todos nosotros, en lugar de revelar que ¡la medicina es la tercera causa de muerte en los Estados Unidos! Sin lugar a dudas, aquí hay un margen para mejorar y llevar a cabo.

Entonces, ¿cómo puede el Biomagnetismo servir en la prevención si la tecnología moderna no ha podido lograrlo con éxito?

A partir de una comprensión científica biomagnética, los desequilibrios bioquímicos están presentes mucho antes de los signos evidentes de la enfermedad. Esto es importante saber porque significa que los desequilibrios que causan la enfermedad son detectables, y lo más importante, se pueden tratar. Podemos acudir al tratamiento y luego funcionar nuevamente con una salud óptima.

Cuando nuestro organismo funciona de manera óptima, entonces nuestros sistemas, por ejemplo, el sistema inmunológico, comienza a funcionar sanamente al igual que lo hacía antes. El hecho es que esto nos permite ir por la vida expuestos a los gérmenes, pero con el conocimiento de que podemos eliminarlos con mayor facilidad porque nuestros sistemas fueron constituidos para resolver todo. Es la diferencia entre enfermarse un par de días a un par de décadas.

Este es un cambio importante respecto al enfoque alopático ya que se hace el diagnóstico una vez que el proceso de las enfermedades es visible y que afectan a nuestra salud, que en algunos casos puede llevar semanas, meses, años e incluso décadas. Otra forma de entender la diferencia entre el Biomagnetismo y la medicina farmacéutica es que el Biomagnetismo es pro-balance y salud en lugar de anti-bacterias, hongos, parásitos o virus.

Si usted no tiene síntomas ni tiene un diagnóstico, usted puede creer que no tiene enfermedad y no hay problemas. Esto, sin embargo, es una conclusión errónea basada en una comprensión limitada de lo que significa la salud óptima. La verdad es que hay muchas enfermedades silenciosas que pueden matarnos de forma inesperada o hacernos cada vez más débil hasta que no podamos aguantar más y finalmente buscar ayuda.

Sin embargo, éste no necesita ser el caso; en realidad se puede prevenir la enfermedad a través del Biomagnetismo incluso antes de que los síntomas se manifiesten. La mayoría de la gente no puede anticipar un ataque al corazón o un derrame cerebral a pesar de visitar periódicamente a un médico. Las personas con infecciones de transmisión sexual, por ejemplo, la clamidia, con frecuencia no tienen síntomas. Algunos ni siquiera saben que están viviendo con tumores, quistes, pólipos u otras cosas hasta que tengan una revisión médica.

El campo alopático ha puesto mucha importancia en tomar la temperatura, la presión arterial y muestras de sangre y tejidos. Además, lo pesan, ven cuántas respiraciones y latidos tiene por minuto, sienten su próstata y todas las otras pequeñas cosas que conforman sus revisiones anuales.

Después de estos procedimientos, pueden determinar que está bien, que necesita estudios adicionales, medicamentos y/o cirugía. El problema con todas las pruebas anteriormente mencionadas es que cada día hay cientos de miles de personas en el mundo que están muriendo en este mismo momento de ataques al corazón, derrames cerebrales, cáncer y tratamientos médicos, incluso a pesar de estar bajo observación médica toda su vida.

Es innecesario mencionar que el campo de la medicina alopática y sus soluciones no están cumpliendo con nuestras necesidades de asistencia sanitaria de la forma en que la imaginamos. Por esta razón, el Biomagnetismo realmente está haciendo que la gente piense dos veces en lo que realmente significa la salud y cómo obtenerla.

Más personas ahora entienden que los exámenes médicos alópatas no nos curan, que los medicamentos nos están envenenando (a menudo siendo peor que la propia enfermedad) y que algunas cirugías nos mutilan y nos dejan en peores condiciones que antes. El Biomagnetismo es una solución que ayuda a identificar los desequilibrios del pH, incluso cuando uno se siente muy bien; por lo tanto, la recomendamos para todo el mundo, sobre todo ¡si se siente bien!

El Biomagnetismo y el embarazo

Si usted está considerando el embarazo o está embarazada, entonces el Biomagnetismo es seguro y beneficioso por muchas razones. A medida que más y más mujeres buscan el Biomagnetismo, las mujeres infértiles quedan embarazadas y las embarazadas están pasándola con menos dificultad con los síntomas del embarazo.

Al acudir al Biomagnetismo antes del embarazo, la madre y el padre crean un equilibrio bioquímico perfecto para que estén lo más saludable posible y por lo tanto el esperma y el óvulo puedan ser de calidad óptima.

Una madre con condiciones de salud existentes (como asma, diabetes , depresión, trastornos de la alimentación , epilepsia , presión arterial alta , VIH/SIDA, migrañas, sobrepeso u obesidad, infecciones de transmisión sexual, disfunción de la tiroides, fibromas uterinos, sólo por nombrar unos pocos) tiene un aumento en el riesgo de aborto involuntario, defectos de nacimiento, muerte fetal, parto prematuro, bajo peso al nacer, pasar infecciones a su bebé, daño cerebral, ceguera, sordera, problemas del hígado, insuficiencia cardíaca y más.

Obviamente, tiene más sentido poner su propia vida (ambos padres) en balance antes del embarazo para reducir al mínimo el riesgo de complicaciones. Sin embargo, si una mujer ya está embarazada, entonces tiene sentido acudir al Biomagnetismo ya que esto promueve una reacción curativa y de balance lo cual es saludable para la madre y el bebé.

¿Cuántas terapias se necesitan?

Hay muchas maneras de responder a esta pregunta, pero definitivamente, cuando usted está en control de su vida, usted decide cuántas veces acude al Biomagnetismo.

Algunos quieren una solución inmediata a sus problemas de salud y, aunque es posible que el Biomagnetismo pueda ayudar a curarle de la noche a la mañana después de una sola sesión, la experiencia nos dice que puede ser entre 1 a 5 sesiones ya que inicie el proceso.

El hecho es que cada uno de nosotros es único. Hay muchos factores que influyen en su bienestar general, como la nutrición, los medicamentos, el ambiente en el hogar/trabajo y la salud emocional. Sabemos que el Biomagnetismo funciona independientemente si usted cree en él o no, pero para empezar, la pregunta más importante es si usted cree en sí mismo y está dispuesto a cambiar los comportamientos que lo ponen en un proceso de enfermedad.

Si usted decide recibir atención de los expertos en el Biomagnetismo y planifica su primera sesión, y cree que no tiene nada malo y está completamente sano, tiene sentido hacer 2 sesiones en las primeras 2 semanas. La primera sesión aborda algunos desbalances y el segundo tratamiento verifica que esos desbalances han desaparecido.

Por supuesto, el practicante puede concluir de hecho que está muy bien. En ese caso, no tendrá que volver una segunda vez durante un par de meses para un chequeo de mantenimiento o hasta cuando usted sienta dolor de nuevo. Si usted vive con un diagnóstico degenerativo crónico, entonces la mejor opción es de 1 a 5 sesiones en un plazo de 30-40 días.

En conclusión, si usted está sano y cree que todo está bien con su salud, para empezar venga por lo menos una o dos veces en un plazo de 2 semanas. Si usted vive con dolor crónico que ha estado allí por un largo tiempo entonces venga de 1 a 5 sesiones en un plazo de 30-40 días.

Para el mantenimiento de un balance a lo largo de su vida, usted puede utilizar el Biomagnetismo en cualquier momento que desee, pero cada 6 a 7 meses – dos veces al año – tiene sentido. Una vez más, la decisión es suya. Sin embargo, sólo piense... esto es exactamente lo que dice un dentista lo que debe hacer, incluso si no tiene dolor en la boca. Dos visitas al año para un chequeo de mantenimiento y una limpieza. ¿Por qué haría menos por su salud en general? ¿Por qué una compañía de Seguros que busca reducir cantidades de pago cubriría menos?

¿Funciona para
Lastimaduras Físicas?

Hemos trabajado con muchos pacientes con lesiones físicas que han buscado el Biomagnetismo por razones completamente diferentes de lo que hemos hablado hasta ahora. Muchos se han sorprendido por la forma en que el Biomagnetismo les ayudó a sentirse mejor inmediatamente de todos sus diversos dolores después de años de sufrimiento e incluso recurriendo a otras terapias. (Todos los cuales enviaron una gran factura a sus compañías de seguros).

Es increíble pensar que a lo largo de la vida, nuestro organismo regenera constantemente nuevas células. Por ejemplo, cada 30 días, nuestro cuerpo regenera nuevas células de la piel, siendo totalmente diferente respecto al mes anterior.

En otras palabras, el cuerpo está constantemente reorganizándose y regenerándose incluso cuando no hay enfermedad o lesiones físicas. Cuando sufrimos un trauma físico y se dañan los músculos, nervios, tendones, ligamentos, huesos y/u otros tejidos, el cuerpo entiende que existe un daño y reacciona con dolor inmediato, inflamación y otras respuestas fisiológicas para reparar el daño.

La gravedad de la lesión determina si es necesaria la intervención quirúrgica o si va a sanar por sí sola. Por ejemplo, un hueso roto que penetra fuera de la piel requiere cirugía inmediata, mientras que un esguince de ligamento generalmente no lo necesita.

En ambos ejemplos, el cuerpo todavía pasa por un proceso de curación de la regeneración de las células apropiadas y por lo general se cura a su debido tiempo; yo uso la palabra "normalmente", ya que es posible tener complicaciones (p. ej., infección) como resultado de huesos rotos y esto puede llevar a la muerte.

También es importante reconocer que la gravedad del trauma físico determina qué cantidad de curación es posible. Por ejemplo, hay quienes han sufrido accidentes traumáticos extremos que incluso después de muchas cirugías y terapias siguen sufriendo con el dolor crónico.

En este momento, también es importante mencionar que el trauma físico también pasa a través de la atención médica. Por ejemplo, trabajé con un hombre que había sido deshabilitado drásticamente después de una cirugía de la columna. Este es un ejemplo de cómo la solución llegó a ser peor que el estado original; antes era capaz de caminar con dolor, sin embargo, después vivió con más dolor, dependió de la silla de ruedas y tomó más medicamentos que antes de la cirugía.

Cuando hay traumas físicos, el Biomagnetismo también es un tratamiento importante utilizado para ayudar a sanar más rápido y controlar la inflamación y el dolor. Como ya sabemos, el Biomagnetismo se centra en el balance bioquímico que ayuda a nuestra función de los mecanismos de reparación a una capacidad óptima.

Por otro lado, cuando el cuerpo está fuera de balance y hay problemas de salud preexistentes, una lesión podría tardar más tiempo en sanar en comparación con una persona sana. Esto es porque el cuerpo ya está debilitado por la enfermedad y los mecanismos de curación internos que reparan daños no están funcionando a su capacidad óptima y se les pide que realicen una doble función para mantener el cuerpo saludable.

En el caso del hombre que se mencionó anteriormente, el resultado después de la cirugía fue una discapacidad severa. En el dolor y la desesperación, el vino por ayuda biomagnética. Después de la primera sesión biomagnética, se sorprendió al ser capaz de tomar 2 pasos hacia su silla de ruedas sin un ayudante. Con el tiempo, me dijo que ganó fuerza y utilizaba una andadera con más frecuencia.

Trabajé con un hombre diferente que tuvo un accidente automovilístico horrible y fue hospitalizado durante mucho tiempo. Debido a muchos huesos rotos, estaba estructuralmente desequilibrado y el caminar era difícil para él.

Dos años han pasado desde que empecé a trabajar con este hombre y a pesar de que todavía camina de forma desigual, desde el principio reportó menos dolor y, en general, más fuerza y energía.

Estos son 2 ejemplos de cómo es posible ayudar con traumas físicos incluso cuando el 100% de la rehabilitación no ocurrió, y no podía haber sucedido.

¿El Seguro Médico paga por el Biomagnetismo?

Prácticamente todo el mundo que busca nuestros servicios del Biomagnetismo pregunta si aceptamos seguros. La verdadera pregunta es que si existen pólizas de seguros que específicamente lo paguen.

Con gusto estamos dispuestos a extender una factura para cualquier seguro que tenga una persona. Sin embargo, hasta la fecha los seguros no han incluido el Biomagnetismo en sus tratamientos aprobados/cubiertos y el costo recae en el individuo.

Esto puede ser debido a dos razones principales: una, las compañías de seguros simplemente no saben acerca de este tratamiento y lo aceptarían si supieran todos los hechos positivos y de ahorro de costos asociados a esta terapia, o dos, no hay suficientes clientes (ustedes) exigiéndoles a las grandes empresas que pasen por el proceso de agregar un nuevo tratamiento – no quieren pasar por todo el proceso para añadirlo si no tienen necesidad de hacerlo.

Debido a que el Biomagnetismo sólo se descubrió y llevó a cabo en 1988 en México, este tratamiento es prácticamente desconocido en los EE.UU... No es necesario mencionar que no existe un plan específico de seguros de salud (al menos no uno del cual yo o mi corredor de seguros conoce) que cubra específicamente este servicio.

Hace poco hablé con alguien en el Departamento de Seguros preguntando acerca de las medidas a tomar para que el campo biomagnético sea considerado un servicio reembolsable por la industria de seguros. Me sorprendió la sencillez y a la vez la complejidad de la respuesta.

La representante con quien hablé sugirió someter la reclamación a la compañía de seguros y a ver si la reembolsan. Si la aseguradora no lo reembolsa, entonces uno puede ponerse en contacto con el Departamento de Seguros para solicitar una revisión del rechazo. En esa revisión un panel médico independiente tomaría en consideración este tratamiento y el reembolso del mismo.

Entonces, tiene mucho sentido que tantas personas que se han curado usando el Biomagnetismo pueden hacer toda la diferencia en el mundo.

¿Se imagina recibir los grandes beneficios del Biomagnetismo, y luego presentar la solicitud de reembolso junto con los informes de exámenes médicos que verifican la eficacia de este tratamiento?

Si más personas hicieran esto, en poco tiempo más compañías de seguros incluyeran este servicio en sus planes porque definitivamente están interesados en ahorrar dinero. Sólo tenemos que demostrarles que funciona. Es por eso que este libro es muy importante, pero más importante aún, ¡tomar acción es la clave!

Es hora de que las aseguradoras de salud se unan a los profesionales del Biomagnetismo y lo incluyan a la lista de tratamientos certificados para que el seguro de salud pague por ello. Buscamos ansiosamente que llegue el día, lo cual esperamos que sea en un futuro próximo, en el que tanto como profesionales y usuarios del Biomagnetismo, seremos capaces de tener acceso y utilizarlo con facilidad.

Uso de una cuenta de gastos flexible

Durante muchos años, la gente ha estado pagando por nuestros servicios biomagnéticos de su propio bolsillo. Un día, un señor nos abrió los ojos al significado de una Cuenta de Gastos Flexibles (Flexible Spending Account (FSA) por sus siglas en ingles) que la empresa para la que trabaja les ofrece a sus empleados. La siguiente información proviene de:

https://www.healthcare.gov/flexible-spending-accounts/

Una FSA es una cuenta especial que aparta dinero para utilizarlo en pagar ciertos costos de atención médica fuera de su propio bolsillo, por ejemplo, para pagar los copagos, deducibles, algunos medicamentos y otros costos de salud.

Usted no tiene que pagar impuestos sobre este dinero. Esto significa que se ahorrará una cantidad igual a los impuestos que habría pagado del dinero que aparta. Las FSAs sólo están disponibles con los planes de salud basados en el trabajo. Los empleadores pueden hacer contribuciones a su FSA.

Cuando usted va a este sitio web del gobierno y busca en general una lista de gastos médicos permitidos, no verá el Biomagnetismo específicamente deletreado para usted. Sin embargo, en la sección "Terapia" usted va a leer:

Puede incluir en los gastos médicos cantidades que paga por terapia recibida como tratamiento médico.

¡Lotería! Eso es exactamente lo que es el Biomagnetismo.

Es importante hablar de las FSAs porque su empleador no está obligado a ofrecerle esto. Ahora que usted ya sabe que estos tipos de cuentas existen, tal vez quiera preguntarle a su departamento de recursos humanos si es posible que le ayuden a establecer una FSA, y de esta forma usarla para cubrir sus servicios biomagnéticos.

Básicamente, la forma en que el pago se procesa es a través de una tarjeta en nuestra terminal de tarjeta de créditos. En otras palabras, es como tener una tarjeta de crédito en la mano que sólo se puede utilizar por razones médicas y de salud.

Hace poco estuve hablando con uno de nuestros miembros acerca de nuestra visión de que el seguro cubra este servicio y le dije que aquí algunas personas usan la FSA. Luego preguntó: *"¿Uno puede hacer eso?"*

Al parecer, ella tenía esa cuenta el año anterior cuando ella vino al Biomagnetismo como plan de tratamiento. En lugar de utilizar la FSA, ella pagó en efectivo por nuestros servicios. No lo hizo caer en cuenta que ella podría pagar el Biomagnetismo con esta cuenta porque en su mente es una terapia "alternativa" y no creía que sería aplicable.

Los Ahorros Económicos

Tiene más credibilidad cuando un profesional de la salud o compañía de seguros de salud recomienda un tratamiento en particular. Es por eso que las compañías de seguro médico deben ver el beneficio e incluir el Biomagnetismo en su lista de opciones. Imagínese cuántas más miles de personas recibirían el tratamiento que es adecuado para sus respectivos males si pudieran tomar una decisión que fuera la mejor en su caso.

De hecho, vamos a hacer un poco de matemática informal. Vamos a usar $200,000 USD como el costo de un protocolo alopático de cáncer que tiene una duración de tres años.

Estoy basando este número en la información sobre las estadísticas del gobierno (ver cita al final del libro) y la información que un amigo me dio acerca de los gastos de la compañía de seguros que pagaron en el 2011, tanto para la madre y el hermano que pasaron al mismo tiempo por tratamientos contra el cáncer, y por desgracia ambos se sometieron a esta enfermedad por un periodo de 4 años de tratamiento continuo y costoso.

Los conocedores del negocio médico me han dicho que el número puede ser aún mayor alcanzando el rango de $300,000 USD, y por supuesto, también podría ser menor si una persona no vive lo suficiente en este tratamiento. Los números también cambian según el tipo de cáncer que una persona está enfrentando. Pero sólo por usar matemáticas simples, vamos a generalizar en promedio los tipos, los tratamientos y costos.

Supongamos que un paciente que pasa por un protocolo de tratamiento contra el cáncer le costará a la industria de los seguros o el gobierno (de nuestros impuestos) $200.000 en transporte, visitas al médico, exámenes, medicamentos, cirugía y todo lo demás que implica un protocolo alopático de tratamiento para el cáncer.

¿Cuántos tratamientos biomagnéticos se pueden obtener por esa misma cantidad?

Suponiendo una compensación justa para un profesional experto biomagnético es de $150 por tratamiento. Las matemáticas muestran que podemos conseguir 1,333 tratamientos biomagnéticos (visitas/sesiones) por el costo de un protocolo alopático de tratamiento de cáncer (200.000 dólares ÷ $150 = 1,333).

Si una sola persona hiciera un tratamiento biomagnético por semana, se necesitarían 25.64 años para hacer 1,333 sesiones.

La buena noticia es que las personas, tanto sanas e incluso enfermos no necesitan el Biomagnetismo semanalmente. Así que vamos a volver a las comparaciones generales. Como practicante, mi observación general es que un proceso de enfermedad puede mejorar mucho e incluso curarse en dos a cinco (2-5) sesiones inmediatas en un plazo de 60 días; por supuesto, esto depende de aspectos específicos y puede cambiar ligeramente de un individuo a otro. En mi experiencia personal, me curé de un problema digestivo crónico de más de 4 años en un solo tratamiento cuando estaba de visita en México.

De cualquier manera, suponiendo que lo habitual en un protocolo de tratamiento biomagnético es de cinco (5)... ¿cuántas personas pueden tener acceso a un tratamiento de Biomagnetismo completo en comparación con el costo de un protocolo alopático de tratamiento de cáncer (1,333 ÷ 5)?

La respuesta es: 266 pacientes.

Seamos realistas, de esos 266 pacientes, no vamos a conseguir una cura al 100% para todos, pero definitivamente vamos a obtener un muy alto porcentaje de mejoría. Para ser claros, la mejoría también equivale a minimizar los costos sanitarios porque después de todo una persona puede no necesitar tanto medicamento o cirugía.

En general, sólo por utilizar más matemáticas en torno al mismo tema del tratamiento del cáncer, suponiendo que el 50% sí pueda curarse con el Biomagnetismo.

50% de 266 (266 ÷ 2) es 133 pacientes curados.

¿Cuánto dinero se ahorraría? ¡La respuesta está más allá de ser asombrosa!

Equivaldría a 26,600,000 dólares (133 x $ 200,000) en ahorros.

Para enfatizar este número, vamos a descifrarlo; eso es veintiséis millones seiscientos mil dólares.

Usted puede decir que esto suena bien, pero un poco como un cuento de hadas. Después de todo, el cáncer es la segunda causa principal de muerte en los EE.UU. (alrededor de 500,000 muertes al año). Si las mejores instalaciones para el tratamiento del cáncer insisten en que la única manera de curar el cáncer es a través de la quimioterapia, la radiación y cirugías, entonces debe ser imposible curar a alguien de cáncer con cualquier otro tipo de tratamiento, y mucho menos sólo con el uso de imanes.

Esto, por supuesto, es una conclusión falsa. Los enfermos de cáncer y otros tipos de pacientes de todo el mundo han demostrado que el Biomagnetismo sí fue una cura para ellos.

La Responsabilidad Social de los Agentes de Seguros

Muchas personas no están conscientes que existe el Biomagnetismo, de su uso y eficacia, ya que aún no forma parte del ámbito de aplicación de tratamientos respaldados por agentes de seguros médicos lo cual es una desventaja para el consumidor. Si el Biomagnetismo llegara a ser parte de la lista de tratamientos, tanto privados como del gobierno, entonces, ciertamente sería más conocido por la población.

Los pacientes tomarían conciencia de ello, adquirirían mayores conocimientos sobre el mismo, invertirían en ello y empezarían a utilizarlo. Por lo tanto, los agentes de seguro médico tienen un papel muy importante que desempeñar en la distribución de la información acerca de esta forma de tratamiento más eficaz. Realmente les conviene hacerlo, ya que para ellos bajaría el costo por paciente, mientras que crearían una población asegurada más sana.

¿Qué hace el Biomagnetismo?

En resumen, es una solución natural que reduce al mínimo el sufrimiento humano relacionado con el dolor físico e incluso emocional. Cuando se utiliza, se sabe que ayuda a resolver miles de problemas relacionados con la salud. Estos incluyen la incapacidad de sentirse descansados incluso después de haber dormido, tener dolores graves aunque tome medicamentos para ayudar a reducirlo, y sentirse frustrado y molesto con el mundo, incluso cuestionar su razón de existir y estar vivo.

Si usted nunca ha experimentado alguno de estos síntomas, al menos puede imaginarse lo que se siente; por ejemplo, dormir durante horas, a veces incluso más de las ocho horas recomendadas, y después despertarse por la mañana y continuar sintiendo mucho cansancio con esta condición y continuar durante días, semanas o incluso meses y años.

Hay recetas convencionales y otros remedios que suelen recomendarse para este problema. Es un hecho que estos no suelen servir, o la mayoría de las veces, están limitados en qué tanto   funcionen bien lo cual conduce a la dependencia a largo plazo, la depresión y algunos incluso causan efectos secundarios negativos.

¿Por qué gastar millones del dinero del seguro de salud en algo que no funciona? Siempre existe la opción de gastar ese dinero en lo que realmente funciona y que fuera eficaz para ayudar a las personas enfermas a que se recuperen; en algunos casos incluso ofrecer una cura para las enfermedades.

Es en este contexto que se está haciendo la petición a los agentes de seguro médico privados y del gobierno para incluir detalladamente el Biomagnetismo como parte de sus coberturas.

Según una encuesta llevada a cabo por el Centros para el Control y la Prevención de Enfermedades (CDC, por sus siglas en inglés), el 62% de los estadounidenses mayores de 18 años utilizan anualmente algún tipo de medicina no convencional. La gente está buscando alivio a su dolor, el retorno de su energía y la fuerza para vivir la vida al máximo. El Biomagnetismo es considerado como una forma de medicina alternativa, no convencional o integral como la acupuntura, quiropráctica, masajes, reflexología, alphabiotismo, yoga, suplementos a base de hierbas, terapia de vitaminas/minerales y los rezos, entre muchos otros.

Algunos de estos medicamentos, remedios naturales y/o tratamientos se combinan con más tratamientos alopáticos convencionales y los farmacéuticos, además administrados por los médicos con licencia, mientras que otros son administrados únicamente por profesionales de la salud alternativa.

De cualquier manera, los que ofrecen los tratamientos médicos alternativos caminan por una línea muy fina de lo que es legalmente una práctica aceptable. Ellos trabajan diariamente con el temor de la persecución y la amenaza de ser acusado y encarcelado por su trabajo de sanación. ¿Cómo puede la gente y su reputación empañarse ya que muchos se enfrentan a la persecución por ayudar a que las personas enfermas se recuperen y en algunos casos, ayudan a evitar que la gente realmente se enferme?

Todo esto mientras los asistentes médicos, médicos y otros profesionales con licencia están protegidos por las leyes por negligencia y causan un daño terrible e incluso la muerte. No hay un reparto equitativo de los riesgos, la recompensa y la salud en esta ecuación.

Esto es absolutamente incorrecto. De hecho, es equivalente a la injusticia.

Los agentes de seguro médico deben hacer todo esto legítimo incluyendo formas alternativas de tratamiento, y en particular incluir el Biomagnetismo en su lista de métodos de tratamiento aprobados. Una mayor demora en hacer esto sólo resultará en aumentar el sufrimiento en personas con enfermedades crónicas y que dará lugar a una muerte prematura y/o evitable para nuestros seres queridos.

En ningún momento estaríamos pretendiendo que no hay gente por ahí que no son genuinos y ofreciendo lo que aseguran es un tratamiento alternativo. A decir verdad enfrentemos el hecho de que hay estafadores ilegítimos en todas las esferas de la vida. Por lo tanto, en un intento de proteger al público de los estafadores y sustancias nocivas, el péndulo ha oscilado fuera de balance para amenazar las condiciones de trabajo de muchos de los que practican las artes curativas.

Los practicantes de medicina alternativa responsables no son tan tontos como para sugerir que no es necesaria ninguna regulación de sustancias o de atención médica. Pero la historia ha demostrado una y otra vez que lo que ahora se considera medicina convencional en otro tiempo en el pasado (en otra generación) se consideraba peligroso y era una práctica prohibida.

Los que practican la medicina alternativa creen en la libertad de las personas para explorar opciones y encontrar lo que funcione mejor para ellos. No creemos que todo lo que necesitamos saber acerca de la salud ya se ha escrito o se ha descubierto. Pero el precio de no mantener una mente abierta en curar a las personas es alto. Desafortunadamente, miles de profesionales de la salud alternativa realizan su trabajo diario con el temor a la persecución. Ellos están en peligro de que en cualquier momento se les acuse de delitos penales. Existen murallas que se interponen entre sus prácticas médicas y sus pacientes.

Por eso es importante que todos y cada uno de nosotros informe a los agentes de seguro médico sobre la importancia del Biomagnetismo. Esperamos que al conocer este servicio, los agentes se sentirán más cómodos en recomendarlo a aquellos con diagnósticos y enfermedades para los cuales es más adecuado como tratamiento.

Pasos Importantes a Tomar

Actualmente el asunto en nuestras manos no es si el Biomagnetismo un día será un tratamiento aceptado o reconocido, sino cuándo. Cuando trabajamos colectivamente, las cosas suceden más rápido y por lo tanto, deben unirse detrás de esta causa que tiene ambos beneficios significativos, económicos y sociales.

Los siguientes son pasos sencillos inmediatos que puede tomar que definitivamente nos hará llegar más rápido. Así que elija uno de estos pasos, elija dos o todos ellos y dese cuenta de que esto es un buen comienzo, pero también puede haber otras maneras – así que haga todo lo que usted pueda comenzando con:

1. Las llamadas telefónicas y cartas a su aseguradora

2. Solicite reembolso

3. Contacte al Departamento de Seguros si se negó el reembolso

4. Documente y presente la experiencia de curación (lo que significa que necesita información sobre el punto de partida antes de comenzar el tratamiento)

5. Anime a otros a hacer lo mismo

6. Envíe una copia de este libro a los agentes de seguro, empleadores, familiares y amigos

Si usted nunca ha tenido un tratamiento biomagnético, cuando llame a su representante de seguros usted puede decir:

"Llamo hoy para solicitar que el Biomagnetismo Médico sea un servicio terapéutico que mi plan de seguro cubra. ¿Cómo podemos lograr eso?"

Lo más probable es que no tienen ni idea sobre esto, y probablemente pregunten lo qué es. Puede responder de esta manera:

"Estoy harto de estar enfermo y cansado y cansado de estar enfermo. Cada vez que voy al médico lo único que me ofrecen es medicina y ya no quiero envenenarme más. Conozco personas que han utilizado este tratamiento alternativo seguro con gran éxito para prevenir, mejorar y curar la enfermedad, y me gustaría que mi seguro pagara por ello. ¿Qué se necesita hacer para lograr e esto?"

Ya que los representantes no hacen las reglas, tal vez no tengan la respuesta para usted en ese momento. Les da nuestros datos y haga que le devuelvan la llamada con una respuesta en cuanto a lo que van a tener que hacer para que su plan cubra este servicio. No se sienta frustrado con ellos en ese momento; es probable que no tengan ni idea de esto. Así que los tienen que educar acerca de lo útil, exitoso y como les puede ahorrar en costos.

Por otro lado, si usted ya ha recibido tratamiento biomagnético, cuando le llame a su representante de seguros puede decir algo así como:

"Llamo hoy para obtener la dirección a dónde enviar una reclamación para recibir el reembolso de gastos médicos."

Además de hacer llamadas telefónicas y hacer preguntas... envíe cartas. He incluido tres ejemplos de cartas que espero tomen ventaja de ellas – siguen inmediatamente de esta sección.

Ejemplo de Carta 1 es solicitar la cobertura del Biomagnetismo.

Ejemplo de carta 2 es solicitar el reembolso.

Ejemplo de carta 3 es si le niegan el reembolso, usted envía esta carta al Departamento de Seguros. Cada estado tiene su propio departamento, así que asegúrese de que se dirija a la correcta.

Ejemplo de Carta 1: Cobertura

Re: Cobertura del Biomagnetismo Médico

A quien corresponda:

Le escribo para solicitar su indulgencia al considerar favorablemente la oferta de seguro de salud para la medicina alternativa. Estoy hablando específicamente del Biomagnetismo Médico. Este es un proceso de tratamiento que es ampliamente buscado tanto en los Estados Unidos e internacionalmente. (Para más información: www.SaveMeMagnets.com)

He buscado el Biomagnetismo en el pasado con gran éxito. Este es un servicio que me ha ayudado a mejorar mucho mi salud y a curar la enfermedad. Como resultado de esta terapia, he dejado de tomar medicamentos y he reducido la necesidad de otro tratamiento médico.

El Biomagnetismo se conoce por ayudar a resolver un sinnúmero de problemas relacionados con la salud. Estos incluyen la reducción del dolor, elimina las infecciones (virales, bacterianas y micóticas), reduce cánceres y reduce la inflamación, sólo por nombrar algunos.

Esta terapia, sin duda, ha salvado a la industria de seguros cientos de dólares en gastos médicos. Es natural y holística y mucho menos costosa de adquirir y usar que otros métodos de tratamiento. Estoy seguro de que usted, como un agente de seguro de salud, desea reducir los gastos excesivos mientras que les dan a sus clientes el mejor servicio, medicina y tratamiento que existe.

Hasta la fecha he estado pagando por este servicio de mi bolsillo (así tan efectivo ha sido para mí), y estoy solicitando que este sea un servicio pagado por mi plan de salud.

En espera de su respuesta positiva, quedo de usted.

Atentamente,

Ejemplo de Carta 2:
Conseguir Reembolso

Re: Reembolso de Factura

A quien corresponda:

Recientemente busqué tratamiento médico biomagnético (para más información: www.Save-MeMagnets.com). Fue negado como un gasto menor, y estoy solicitando amablemente el reembolso de dicho servicio. Se adjuntan copias de los recibos y los comentarios sobre mi tratamiento.

Muchas gracias por su atención a este asunto. Si tiene alguna pregunta, no dude en ponerse en contacto conmigo.

Sinceramente,

Ejemplo de Carta 3: Reembolso Negado

To: Department of Insurance
Consumer Services Division
300 S. Spring St., South Tower
Los Angeles, CA 90013

213-897-8921

Re: Reclamación sobre servicio de Biomagnetismo Médico Denegado

A quien corresponda:

Recientemente busqué tratamiento médico biomagnético (para más información: www.Save-MeMagnets.com). Éste fue un gasto menor. Solicité amablemente a mi proveedor de seguros que revisara y aprobara el reembolso de dicho servicio. Se adjuntan copias de los recibos y cartas de ellos negando mi reclamo.

Les pido que revisen este asunto. He buscado el Biomagnetismo en el pasado con gran éxito. Este es un servicio que me ha ayudado a mejorar en gran medida y a curar mi enfermedad. Como resultado de esta terapia, he dejado de tomar medicamento y reduje la necesidad de tratamientos médicos más caros.

Esta terapia es natural y holística y mucho menos costosa de adquirir y utilizar. Estoy seguro que se dan cuenta de lo importante que es para toda la sociedad reducir los gastos excesivos y darles a los pacientes el mejor servicio, medicina y tratamiento disponible.

Muchas gracias por su atención a este asunto, y estoy en espera de su respuesta positiva. Si tiene alguna pregunta, no dude en ponerse en contacto conmigo.

Atentamente,

Conclusión

Hace años escuché a alguien decir: *"Usted no tiene, porque no pide."*

Si en los EE.UU. ahora tenemos que estar asegurados, entonces tiene sentido que tengamos acceso a la medicina segura y efectiva. Si nos vemos obligados a pagar por ella – entonces deberían darnos lo que gastaríamos con nuestro dinero ganado duramente. Durante mucho tiempo nos han dicho que la única manera de cualquier cura médica es a través de los medicamentos nocivos y/o procedimientos invasivos.

Incluso la Organización Mundial de la Salud (OMS) sabe que el sistema médico está perdiendo la lucha contra lo que alguna vez fueron consideradas infecciones tratadas fácilmente. Hoy en día, con el abuso y el uso excesivo de antibióticos, en la actualidad existe un número creciente de infecciones resistentes a los fármacos. Esto amenaza la vida de todos nosotros, pues todos necesitamos en algún momento de atención médica en nuestras vidas.

Afortunadamente, con el descubrimiento del Biomagnetismo Médico, ahora podemos empezar a utilizar esta solución para avanzar ya que la medicina alopática nos ha fallado.

El costo del tratamiento biomagnético está adecuadamente al alcance y tiene el potencial de salvar millones en costos de atención médica. Esto puede ser un elemento de cambio en la estructura de asistencia a los servicios de salud.

Recursos Adicionales

WHO launches the first global stratcgy on traditional and alternative medicine
http://www.who.int/mediacentre/news/releases/release38/en/

Who traditional medicine strategy 2002-2005
http://whqlibdoc.who.int/hq/2002/WHO_EDM_
TRM_2002.1.pdf

National Policy on Traditional Medicine and Regulation of
Herbal Medicines - Report of a WHO Global Survey - 2005
http://apps.who.int/medicinedocs/en/d/Js7916e/2.html

Medical and health practitioners' defense
http://www.proadvocate.org/

Acerca del Autor

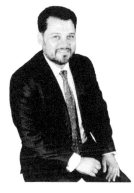

Experto en Salud Holística (HHP), Moses Durazo es un Profesional Certificado en Biomagnetismo (CBP), especializado en el Biomagnetismo Médico Goizeano que ejerce en Santa Ana, California. También es promotor y vocero entusiasta de la medicina alternativa en los Estados Unidos y en otros países del mundo.

El camino que llevó al autor a su actual profesión es fascinante. Comenzó sus estudios graduándose con una Licenciatura en Artes (BA, por sus siglas en inglés) en Estudios del Lenguaje de la Universidad de California Santa Cruz.

Atraído hacia el mundo del cuidado de la salud, trabajó como asistente de investigación en el Centro de Estudios de Prevención del SIDA en la universidad de San Francisco California y en el Hospital Infantil de Los Ángeles, también ejerció como asistente médico en la clínica médica de la Universidad de Irvine, California.

Durante un viaje a México en el verano del 2008 su curiosidad lo llevó a encontrar el Biomagnetismo Médico Goizeano como una terapia específica para el cuidado de la salud, y no como una aplicación a "ciegas" de campos magnéticos como lo son la magnetoterapia o el uso de productos magnéticos (ej. pulseras, inserciones en los zapatos, colchones, etc.).

En su viaje conoció a un dentista exitoso que dejó por completo su práctica para dedicar su vida al Biomagnetismo Médico Goizeano. Fue él quien le comentó a Durazo de todas las experiencias de curación y disminución de dolor de las cuales había sido testigo en un período corto de tiempo practicando esta ciencia biomagnética.

En un momento en su vida, Durazo sufrió enormemente de un problema de salud crónico y con el que la medicina alópata, alternativa y terapias no le habían ayudado. Sin embargo, cuando le colocaron un par de imanes sobre su cuerpo, experimentó la cura a su problema en un período de 24 horas.

Cuando regresó a los Estados Unidos, el autor se puso en contacto con una Asociación de Biomagnetismo, pero quería obtener más experiencia y entrenamiento a fondo. Quería estudiar las teorías del Dr. Isaac Goiz Durán.

Durazo regresó a la ciudad de México a estudiar directamente con el Dr. Goiz y continuó asombrándose de casos de sanación que ocurrían.

Al abrir su mente a las opciones de curación en el campo del Biomagnetismo, Moses Durazo también tomó consciencia de los aspectos multidimensionales de la vida y retomó su interés en entrenarse en el campo de la salud holística.

Durazo aprendió un método eficiente que muestra un enfoque práctico para trabajar con las manos y se adiestró en el arte de las alineaciones Alphabióticas Quánticas.

También escribió un libro acerca de su trayectoria hacia este descubrimiento llamado, Los imanes que salvaron mi vida – Una guía holística para una salud óptima.

Este es un libro que deben leer aquellos quienes están interesados en métodos de medicina natural, que permite a las personas a estar en control de la vida y por consiguiente a vivir con calidad de vida óptima.

Colección de libros

Titles in Spanish:

1. *Imanes: Cómo Prevenir, Mejorar y Curar la Enfermedad – Biomagnetismo y Bioenergética Médica Goizeana: Las Preguntas más Frecuentes*

2. *Los Imanes que Salvaron mi Vida – Una Guía Holística para Una Vida Óptima*

3. *Cómo Curar con Medicina Alternativa sin la Interferencia del Gobierno*

4. *Imanes Médicos:Cómo Salvar Vidas y Millones de Dólares en el Cuidado de la Salud El por qué su seguro médico debería pagar por el Biomagnetismo Médico*

5. *Imanes al Rescate - Una Aventura de Bienestar Familiar*

Titles in English:

1. *Magnets: How you can Prevent, Improve and Cure Disease – Goizean Medical Biomagnetism and Bioenergetics: Frequently Asked Questions*

2. *How Magnets Saved My Life – A Holistic Guide to Optimal Health*

3. *How to Cure with Alternative Medicine without*

Government Interference

4. *Medical Magnets: Saving Lives and Millions of Dollars in Healthcare – Why your Insurance Plan should Pay for Medical Biomagnetism*

5. *Magnets to the Rescue - A Family Wellness Adventure* (children's story)

6. *The Perfect Mind, Body Spirit Magnetic Wellness Recalibration Guide - Self-Discovery, Transformation and Peace in 6 Days*

7. *Play Piano, Read Music & Chords Like a Pro (method)*

Made in the USA
Middletown, DE
18 July 2023

35370674R00056